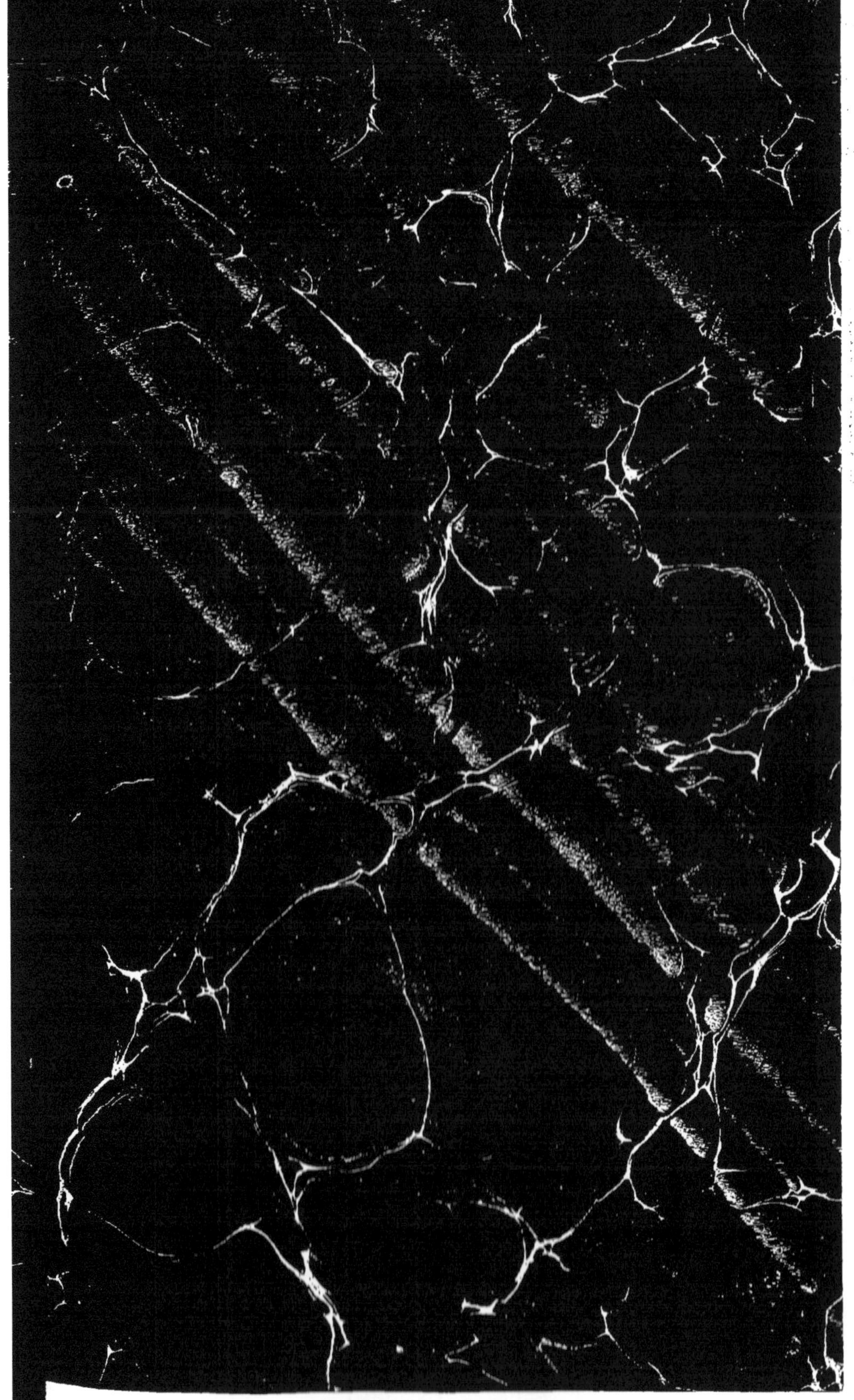

Tb 9 39

T.

MÉLANGES
PHYSIOLOGIQUES.

Cet ouvrage se trouve aussi :

A PARIS, chez les Libraires de l'École de Médecine ;

A STRASBOURG, idem ;

A MONTPELLIER, idem.

BOURG, DE L'IMPRIMERIE DE DUFOUR.

MÉLANGES

PHYSIOLOGIQUES,

PAR FÉLIX DESPINEY,

Docteur en Médecine de la Faculté de Paris,
et Membre de l'École pratique.

Quid verum.... curo et rogo....
HORAT. *Epist.* 1.ª

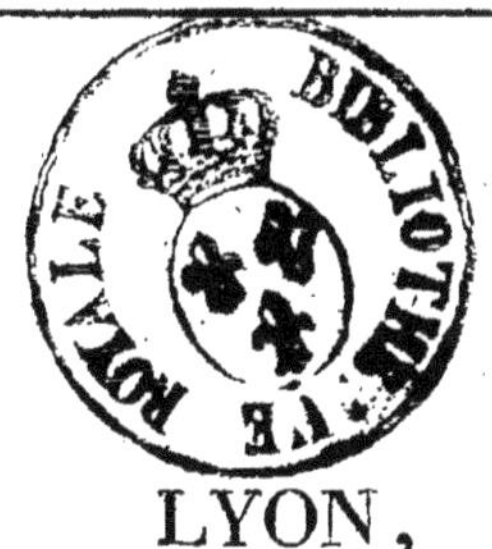

LYON,

CHEZ MANEL, PLACE LOUIS-LE-GRAND, N.º 20.

1822.

A

M. le Chevalier RICHERAND,

Professeur à l'École de Médecine de Paris, Chirurgien en chef de l'Hôpital de St.-Louis, Commandeur et Chevalier de plusieurs Ordres nationaux et étrangers; Membre des Académies de St.-Pétersbourg, Vienne, Dublin, Madrid, Turin, etc., etc.

En reconnaissance de la bienveillance dont il m'a toujours honoré.

Connu dans le monde entier, son nom rappelle à la fois le mérite le plus distingué et les vertus les plus rares.

A

M. le Docteur PACOUD,

Chirurgien en chef de l'Hôtel-Dieu de Bourg, Médecin et Professeur de l'École d'accouchement du Département; Membre correspondant de la Société d'enseignement mutuel de Paris, de la Société d'émulation de Lyon, et Membre de celle de Bourg.

Placé sur un théâtre plus vaste, il eût inscrit son nom à côté de celui des grands Chirurgiens que nous admirons : il en a tous les talens. Il fut mon premier maître, et, à ce titre, je lui présente l'expression d'une vive reconnaissance.

Le D.r DESPINEY.

PRÉFACE.

UNE bonne théorie de la voix me semble devoir être celle qui repose sur des expériences, et avec laquelle les phénomènes connus s'expliquent facilement. On verra si celle que j'établis peut remplir ces conditions.

Le *Journal Universel des Sciences médicales*, n.° de mai 1821, en m'engageant à continuer mes recherches et à en publier les résultats, dit que ma doctrine sur la voix se rapproche de celle de M. *Magendie*. Je me ferai toujours gloire de partager les opinions de cet ingénieux et savant physiologiste ; mais pour faire voir en quel point nos explications diffèrent, je cite les principaux passages de son travail sur le même sujet, j'expose ensuite le résultat de mes recherches : ainsi rapprochées nos deux doctrines pourront plus facilement être comparées.

Si j'ai osé contester quelques explications que M. le chevalier *Geoffroy Saint-Hilaire* a présentées, c'est que la théorie qu'il a proposée sur la voix est toute récente, (ce qui prouve qu'il a trouvé insuffisantes celles qui existaient jusqu'à lui), et que les opinions d'un professeur aussi justement célèbre pourraient séduire ceux qui se laissent influencer par l'autorité d'un grand nom.

J'ai cru d'ailleurs qu'il importait, avant de faire paraître une nouvelle théorie sur la voix, de chercher si celles qui ont précédé étaient à l'abri de toute objection. C'est ainsi que j'ai présenté quelques observations sur le travail de M. *Saint-Hilaire*, bien convaincu du reste qu'elles ne peuvent diminuer en rien le mérite d'un professeur, dont les talens et les vertus privées si généralement connus, commanderont toujours un profond respect.

Quant aux autres parties de mon travail, il sera facile de voir qu'elles sont aussi entièrement nouvelles.

MÉLANGES PHYSIOLOGIQUES.

RECHERCHES SUR LA VOIX.

La Voix, considérée comme résultat de la pulsion de l'air contre un appareil vibratoire, déterminée par une force active, comprimant un réservoir celluleux et mou, présente un mécanisme simple qui fut toujours facilement reconnu. La formation de la parole fut encore aisément expliquée; chacun s'aperçut qu'elle dépendait de la modification que le son éprouvait en s'échappant par la bouche, cavité éminemment contractile. Mais quels changemens, quels phénomènes se passent dans cet appareil vibratoire, dans le larynx, lors de la production de ces intonations diverses qui nous charment dans le chant, et nous étonnent dans l'engastrimisme? De grands physiologistes ont cherché à les connaître : un grand nombre de théories ont été proposées, je crois devoir les rappeler.

Galien regarda le larynx comme un instrument du genre des flûtes, et la trachée-artère comme le corps de l'instrument.

Au seizième siècle, *Fabrice d'Aquapendente* soutint que la trachée n'était qu'un porte-vent ; il admit du reste toutes les opinions de *Galien*.

Vers 1700, *Dodart* compara le larynx à un cor, à une trompette.

Quarante-un ans après, *Ferrein* l'assimila à un violon ; il pensa que les cordes vocales, susceptibles d'éprouver plusieurs changemens dans leur tension et leur longueur, servaient à former tous les tons de l'échelle musicale.

Bichat fit une série d'expériences ingénieuses, dont il ne voulut tirer aucune conclusion positive, sinon que la gradation harmonique de la voix serait long-temps un objet de recherches.

M. *Cuvier* range le larynx dans la classe des flûtes ; il pense que la glotte est le bec de l'instrument ; la bouche, le corps ; les narines ; les trous latéraux.

En 1806, M. *Dutrochet*, dans une dissertation inaugurale, soutint que la production de la voix était un phénomène actif, dépendant de la vibration des fibres qui forment les muscles thyro-arythénoïdiens.

L'un de nos plus grands physiologistes, M. le professeur *Richerand*, considère l'organe de la voix comme un instrument à cordes et à vent.

M. *Magendie* pense que (1) « les ligamens de la glotte n'acquièrent la faculté de » vibrer à la manière des lames des anches, » qu'autant que les muscles thyro-arythénoïdiens sont en contraction. Plus ces muscles » se contracteront avec force, plus leur élasticité s'accroîtra et plus ils deviendront susceptibles de vibrer rapidement et de produire des sons aigus ; moins ils seront contractés, plus ils produiront les sons graves.

(1) *Précis élémentaire de Physiologie*, tome 1er, p. 211 et suivantes.

» Par conséquent, dans toutes les circonstances
» où ces muscles ne seront pas contractés, il
» n'y aura point de voix produite.

» Les expériences sur les animaux sont
» parfaitement d'accord avec cette doctrine :
» coupez les deux nerfs récurrens qui se dis-
» tribuent aux muscles thyro-arythénoïdiens,
» et la voix est perdue entièrement ; n'en cou-
» pez qu'un et la voix ne se perd qu'à moitié.

» Cependant j'ai vu plusieurs animaux dont
» les deux nerfs récurrens étaient coupés,
» pousser des cris assez aigus dans les ins-
» tans où ils éprouvaient une violente douleur.
» Les récurrens étant coupés, les thyro-ary-
» thénoïdiens ne se contractent plus, et delà
» résulte l'aphonie ; mais le muscle arythénoï-
» dien qui reçoit ses nerfs du laryngé supé-
» rieur se contracte, et dans le moment d'une
» forte expiration, il applique l'un contre
» l'autre les cartilages arythénoïdes, et la
» fente de la glotte se trouve assez étroite pour
» que l'air puisse faire entrer en vibration les
» muscles thyro-arythénoïdiens, bien qu'ils
» ne soient point contractés. »

M. *Dutrochet* avait déjà émis une opinion à peu près semblable; mais de tout ce qui précède, on peut, je crois, conclure une chose évidente, c'est que M. *Magendie* prouve très-bien que ce n'est pas la vibration des muscles thyro-arythénoïdiens contractés, qui forme les sons; il y a donc une cause autre que celle qu'il désigne, et qui dans tous les cas doit agir d'une manière absolument uniforme.

« Dans les sons plus aigus, dit encore le » même auteur, les ligamens ne vibrent plus » par leur partie antérieure, mais seulement » par leur partie postérieure, et l'air ne sort » plus que par la portion de glotte qui vibre; » cette ouverture se trouve par conséquent » diminuée.

» Enfin, quand les sons deviennent très- » aigus, les ligamens ne présentent plus de » vibrations qu'à leur extrémité arythénoï- » dienne, et l'air expiré ne sort plus, si ce » n'est par cette portion de la glotte. Il paraît » que le terme de l'acuité des sons arrive, » parce que la glotte se ferme entièrement,

» et que l'air ne peut plus sortir à travers » le larynx. »

L'exposé de ma théorie prouvera bientôt toute la différence qui existe dans notre manière d'expliquer le mécanisme de la voix.

Avant de présenter le résultat de mes recherches, je dois combattre plusieurs points essentiels, sur lesquels repose une théorie toute récente ; celle proposée en 1818 par M. le chevalier *Geoffroy Saint-Hilaire*, professeur de zoologie (1).

Pour expliquer le mécanisme de la voix, ce savant professeur admet que les muscles crico-thyroïdiens peuvent déprimer les faces latérales du cartilage thyroïde. Il est évident qu'ils ne produisent point cet effet : comment concevoir une contraction qui puisse agir perpendiculairement, tandis que les fibres sont couchées longitudinalement sur les deux cartilages ? La contraction d'un muscle se fait toujours dans la direction des fibres qui le composent ; or, les crico-thyroï-

(1) V. *Philosophie anatomique*. Paris, in-8.°

diens, obliquement étendus du cricoïde au thyroïde, ne peuvent que rapprocher ces cartilages, et éloigner les deux parties mobiles qui forment le dernier. En supposant même que ces muscles puissent déprimer le thyroïde, l'effort arrivera-t-il jusqu'aux cordes vocales? Séparées du cartilage par le muscle thyro-arythénoïdien, elles ne ressentiraient point la dépression qui se perdrait dans ce muscle, dépression qui d'ailleurs arriverait difficilement jusqu'à lui, puisque précisément dans cette partie postérieure, une portion de tissu lamelleux éloigne le thyro-arythénoïdien du cartilage thyroïde.

Les muscles crico-arythénoïdiens postérieurs, dit M. Saint-Hilaire, impriment aux arythénoïdes un mouvement de bascule qui tend les cordes vocales, et rend les sons aigus. L'expérience apprend ici le contraire, puisqu'en poussant une colonne d'air dans la trachée, lorsque ces muscles agissent sur les cartilages arythénoïdes, on obtient des sons très-graves. Il aurait été facile de prévoir ce résultat, si l'on n'eût pas regardé l'inégale tension des cordes, comme la cause de toutes les gradations harmoniques.

Le muscle arythénoïdien est certainement l'agent de la plus grande acuité de la voix; mais il ne la produit point, comme le dit l'auteur cité, en faisant saillir le tubercule antérieur de la base du cartilage arythénoïde, pour soulever les cordes vocales, et les partager à la réunion du tiers postérieur aux deux tiers antérieurs, de manière à ce que la portion antérieure donne la quinte, etc. On conçoit difficilement comment les muscles arythénoïdiens feraient exécuter ce mouvement à l'angle antérieur du cartilage; le muscle crico-arythénoïdien postérieur le produirait bien plus facilement. Dans tous les cas, et quelque grande que soit la contraction de ces muscles, le tubercule ne peut être soulevé jusqu'à la corde, de manière à empêcher la partie postérieure de vibrer, parce que son effort se perd dans les fibres charnues du thyro-arythénoïdien qui surmontent ce tubercule, et que son élévation se communique d'abord à ces fibres, puis secondairement aux rubans vocaux, qui ne peuvent ainsi trouver sur elles un point d'appui assez résistant, pour éprouver quelque interruption dans leur longueur.

Le crico-arythénoïdien latéral, peut-il par sa contraction déjeter les cordes en dedans, et les rapprocher en prenant son point d'appui contre les parties latérales du cartilage thyroïde ? M. Saint-Hilaire pense que cet effet a lieu. Cependant quelle que soit sa contraction, ce muscle ne peut augmenter de volume au point de faire effort contre le thyroïde, puisqu'il en est séparé par un intervalle de plusieurs lignes. De plus, il est placé au-dessous du muscle thyro-arythénoïdien qui forme les cordes vocales ; en conséquence son gonflement n'agirait point sur elles, mais sur la portion de glotte située au-dessous et qui ne vibre pas. Le muscle crico-arythénoïdien latéral rapproche certainement les cordes, mais par un mécanisme différent.

J'exposerai plus bas quel est ce mécanisme : il importe, je crois, d'examiner d'abord dans quelle classe d'instrument le larynx peut être placé.

Depuis long-temps on discute pour savoir si on doit le regarder comme un instrument à anche ou à cordes, et chacun présente en faveur de son opinion des raisonnemens spécieux. Tous les auteurs, je crois, auraient été d'accord, si ne comparant point toujours cet organe à un des instrumens que façonna la main de l'homme, ils eussent voulu en faire un genre distinct.

L'idée de tension et de relâchement de cordes, appliquée aux rubans vocaux, est loin d'être juste; ces rubans, comme le démontre M. le professeur *Béclard*, ne sont que les tendons des muscles thyro-arythénoïdiens; or, un tendon peut certainement augmenter de tension et donner ainsi quelques vibrations; mais dans le relâchement il se plissera. Il n'a pas assez d'élasticité pour que ses deux insertions étant rapprochées, il puisse se resserrer au point de vibrer. Aussi la contraction des muscles thyro-arythénoïdiens ne diminue pas, rigoureusement parlant, la longueur des cordes; elle ne resserre point le tendon en rapprochant les deux extrémités, parce qu'alors ces cordes plissées, relâchées, n'auraient pas vibré. Pour que le larynx fût un instrument à cordes, il aurait fallu que les cordons thyro-arythénoïdiens fussent entièrement isolés ; or, ils reposent confondus dans les muscles de même nom ; s'ils eussent été séparés de toute part, ils auraient présenté trop peu de surface pour que la colonne d'air venant se briser contre eux, produisit des vibrations fortes et distinctes. Cette vérité a été bien sentie, puisque l'art, en créant des instrumens à cordes, n'a pas confié à l'air, mais bien à un corps solide, le soin d'exercer sur les cordes des frottemens nécessaires à des vibrations étendues. Pour produire ces sons doux qui nous charment, la nature a employé un mécanisme particulier.

Deux lames vibrantes thyro-arythénoïdiennes, dont la partie postérieure mobile circulairement, peut s'éloigner et se rapprocher d'une manière graduelle, établissent entre elles des points de contact plus ou moins nombreux et servent à produire tous les phénomènes de la voix. Ces lames inertes, passives, ont une tension fixe, déterminée par leur structure; elles conservent toujours la même longueur au milieu de toutes les contractions musculaires. Quels que soient les mouvemens des cartilages arythénoïdes, l'attache antérieure de ces lames est immobile, l'extrémité postérieure seule éprouve des changemens, qui se font en décrivant un arc de cercle; ce qu'il est facile de vérifier sur un larynx fraîchement disséqué, en faisant exécuter à ces cartilages les mêmes mouvemens que leur impriment les muscles qui s'y attachent. Le centre de l'arc que décrit cette extrémité arythénoïdienne des cordes se trouve au thyroïde; or, à quelque point de cet arc qu'elle arrive, leur longueur ne varie pas, puisque tous les rayons d'un cercle sont égaux. Le larynx est donc réellement un instrument à anche, mais qui ne doit être comparé à aucun de ceux que nous possédons. Les rubans vocaux circonscrivent un espace dont les dimensions variables expliquent très-bien toutes les variations des sons. Il nous reste à connaître quels sont les muscles qui font varier ces dimensions ; et de quelle manière ils agissent.

Les muscles arythénoïdiens sont certainement destinés à des usages importans. Mais les auteurs ont singulièrement varié sur la disposition de ces muscles. *Winslow*, *Albinus* et beaucoup d'autres les ont considérés comme trois muscles distincts ; *Bichat* et MM. les professeurs *Chaussier*, *Boyer*, les regardent comme un muscle impair ; ce qui prouve que sa disposition est assez compliquée. Je les ai très-souvent disséqués, et j'ai plus d'une fois aperçu des fibres musculaires, fixées à la petite éminence qui borne l'échancrure, qu'on trouve sur la partie postérieure de la circonférence supérieure du cricoïde, et qui venaient, en s'entre-croisant, s'attacher le long des bords internes des cartilages arythénoïdes. Quoi qu'il en soit, en examinant la disposition des surfaces articulaires, et en suivant les mouvemens des arythénoïdes, on voit qu'ils ne se meuvent pas de dehors en dedans, ni d'avant en arrière, mais suivant une ligne intermédiaire à ces deux directions. Ces muscles rapprochent les arythénoïdes, de telle sorte que leurs sommets d'abord se pressent mutuellement, puis l'effort continuant, leurs bases se touchent dans toute leur étendue, et diminuent ainsi de plus d'un tiers la longueur des rubans vocaux. Cette diminution ne se fait pas par une section de la lame thyro-arythénoïdienne, mais parce que les deux lèvres de l'anche humaine étant en contact dans un tiers de leur étendue, ne peuvent plus vibrer que dans les deux autres tiers. Les cartilages de *Santorini* favorisent beaucoup ce resserrement ; car, mobiles, ils cèdent à la pression qu'ils exercent l'un contre l'autre, se déjettent en arrière et permettent ainsi au reste du cartilage d'opérer un entier resserrement, qui serait impossible sans cette disposition, puisque le bord antérieur des arythénoïdes présente un arc de cercle dont l'angle antérieur-inférieur est éloigné du centre de la glotte, bien plus que l'autre supérieur et postérieur. M. *de Saint-Hilaire* admet que ces petits cartilages forment la voix flûtée ; j'assignerai plus loin une autre cause à cette modification

Usage des cartilages de *Santorini*.

de la voix. Si ces cartilages de Santorini n'existaient pas, si les arythénoïdes eussent été tout d'une pièce, leurs sommets, bientôt en contact par la contraction du muscle arythénoïdien, auraient arcbouté de telle sorte, que les bases, toujours éloignées, auraient résisté à tous les efforts musculaires.

Le muscle crico-arythénoïdien postérieur, s'implante seulement au tubercule postérieur et inférieur de ces cartilages. Il éloigne tellement les rubans vocaux que l'air poussé en grande quantité et avec force, y détermine des sons très-graves qu'on obtient quelquefois très-difficilement.

Le muscle crico-arythénoïdien latéral, triangulaire, s'attache par son sommet à la partie inférieure de la face externe de l'arythénoïde, et sa base se contournant sur le cricoïde, s'attache au bord supérieur de ce cartilage dans les deux tiers postérieurs de son étendue. Il a pour usage de déjeter en dedans la base des arythénoïdes et de rapprocher ainsi les lames vibrantes; son attache au cricoïde est plus en dedans que l'autre insertion sur l'arythénoïde ; par conséquent ce muscle ne pouvant prendre son point d'appui que sur le premier cartilage, rapproche nécessairement l'autre du centre de la glotte ; c'est là le mécanisme des constricteurs du larynx.

Le thyro-arythénoïdien s'attache au tiers antérieur de la circonférence du cricoïde et au thyroïde, près l'angle rentrant de ce cartilage, en bas de sa face interne dans l'étendue de deux lignes à peu près, dans une direction oblique de haut en bas et de dedans en dehors. Delà les fibres charnues viennent se rendre, les supérieures directement à l'arythénoïde, en décrivant une ligne courbe ; les inférieures et les plus antérieures, partant du tendon, s'attachent au tiers antérieur de la circonférence du cricoïde ; les autres arrivent jusqu'à la base des arythénoïdes. La disposition de ce muscle très-importante à bien remarquer, n'a pas été aperçue par les auteurs ; ses fibres décrivent une courbe dont la concavité est en dedans. On pourrait le comparer au muscle orbiculaire des paupières, en considérant les deux thyro-arythénoïdiens comme parties du même muscle ; en un mot, il présente la même disposition que tous les muscles qui bornent quelque ouverture. Son insertion postérieure se fait sur la face interne de l'arythénoïde ; ses fibres confondues avec celles du crico-arythénoïdien latéral, embrassent l'angle antérieur du cartilage arythénoïde, de telle sorte que les cordes vocales se trouvent en dedans de cet angle, et que, lorsque les cartilages arythénoïdes se rapprochent, cet angle déjeté en dedans pousse l'une vers l'autre les lames vocales qui ne tardent point à se toucher. La forme courbe des fibres du muscle thyro-arythénoïdien, favorise encore ce rapprochement ; en se contractant elles se redressent et poussent les cordes en dedans. Je remarque que cette courbure a un double avantage, celui de laisser entre elles un intervalle indispensable pour que les vibrations s'exécutent, et celui d'augmenter graduellement le rapprochement des lames vibrantes, de manière à faire varier l'acuité des sons dans une progression harmonique. Le thyro-arythénoïdien rapproche les rubans vocaux et produit les sons aigus, par un mécanisme semblable à celui dont se sert le musicien, qui voulant parcourir les degrés supérieurs de l'échelle musicale, resserre graduellement avec ses lèvres les deux lames vibrantes, formant l'anche du hautbois, de la clarinette, etc.

Ainsi le crico-arythénoïdien postérieur, déterminant une large ouverture dans la glotte, forme les sons les plus graves ; les muscles arythénoïdiens donnent les sons aigus, qui le deviennent encore plus par la contraction des thyro-arythénoïdiens. En effet la base des cartilages arythénoïdes, étant en contact par l'effort des muscles arythénoïdiens, les rubans vocaux encore courbes, renferment entre eux un espace elliptique, qui peut diminuer et se fermer presque entièrement, dans une forte contraction des thyro-arythénoïdiens. Entre les sons les plus aigus et les plus graves, il en est une foule d'intermédiaires confiés aux muscles crico-arythénoïdiens latéraux. Placés entre les crico-arythénoïdiens postérieurs, les arythénoïdiens et les thyro-arythénoïdiens, ces muscles rapprochent les cartilages arythénoïdes plus que les premiers et moins que les derniers. Je ferai remarquer que toutes ces forces musculaires sont rangées très-favorablement sur le cricoïde, dont la forme circulaire offre à chaque fibre, une position différente de celle qui la suit ou la précède, c'est-à-dire plus ou moins éloignée du centre de la glotte.

Mais outre cet appareil de puissances actives, développées autour des lames vibrantes qui forment la glotte, et capables de produire dans la voix des variations étendues, il en est d'autres encore qui concourent à la modifier. Le cartilage thyroïde est formé de deux pièces, mobiles jusques dans un âge avancé, dont le rapprochement ou l'éloignement transmis aux rubans vocaux, influe sur la variation des tons. Le muscle crico-thyroïdien abaisse ou élève le thyroïde, éloigne l'une de l'autre les deux parties qui le composent, dilate la glotte fixée dans sa courbure, et peut ainsi concourir à la production des sons graves. Le constricteur inférieur du pharynx, produisant un effet contraire, aide à former les sons aigus. Mais tous ces muscles n'agissent qu'indirectement sur les lames vocales; plus les puissances ont d'influence sur la voix, plus elles sont rapprochées de ces lames.

Formés à la glotte, les sons éprouvent dans cette ouverture de grandes variations; pour arriver au dehors, ils s'échappent par le pharynx, canal musculaire, susceptible d'éprouver de nombreux changemens et pouvant encore modifier ces sons. Ce canal peut être comparé, pour son influence, au tube mobile du trombonne. Dans cet instrument, le son est formé à l'embouchure; les différens degrés d'ouverture des lèvres servent certainement à produire des changemens dans les intonations; elles sont à cet égard ce que la glotte est à la voix : mais personne ne niera que le corps de cet instrument, allongé ou raccourci, ne donne des notes bien différentes. Le pharynx agit de même sur la voix; il s'allonge dans la contraction des sterno-thyroïdiens, sterno-hyoïdiens, omoplat-hyoïdiens, et diminue d'étendue sous l'influence des muscles mylo-hyoïdiens, génio-hyoïdiens, etc. Cependant si le larynx était fixé invariablement, seul il suffirait pour donner les tons graves, aigus et d'autres intermédiaires. Dans la trompette ordinaire où le corps de l'instrument a une longueur déterminée, les sons variés par les différens degrés d'ouverture des lèvres peuvent servir d'exemple, pour faire concevoir cette puissance de la glotte. Lorsque les lames thyro-arythénoïdiennes donnent un son aigu, le larynx monte, c'est-à-dire que le pharynx se raccourcit ; dans les sons graves il descend, ou plutôt le pharynx s'allonge. L'effet alors est plus assuré, une disposition contraire n'a jamais lieu ; elle détruirait l'intonation que la glotte aurait formée.

La trachée me semble n'agir qu'en augmentant ou diminuant l'intensité du son ; elle s'allonge, se raccourcit, et précipite ou diminue ainsi la rapidité, la force du courant d'air.

Pourquoi la paralysie des muscles intrinsèques du larynx est-elle suivie de la perte de la voix ; pourquoi faut-il un acte de notre volonté, pour que nous formions le son vocal?

M. *Magendie*, a posé ces questions, et il y répond (*Physiologie*, *vol.* 1.er, *pag.* 211), en disant que dans toutes les circonstances où les muscles ne seront pas contractés (1), il n'y aura point de voix ; mais d'après tout ce que nous avons dit précédemment, il est facile de voir, que dans la paralysie, l'aphonie qui survient n'est produite que parce que les muscles qui ne se contractent plus, ne peuvent rapprocher les lames vocales, au point de les incliner sur le canal aérien, ni les mettre dans le cas d'éprouver le choc d'une colonne d'air ; elles sont redressées comme on les trouve sur le cadavre, dès-lors elles ne peuvent vibrer ; et si la volonté est indispensable pour la formation de la voix, c'est qu'elle seule peut diriger la contraction des muscles, de manière à mettre les lames thyro-arythénoïdiennes dans ce rapprochement nécessaire à leurs vibrations.

Bichat dit, dans le second volume de son *Anatomie descriptive*, page 405, que

(1) Cet auteur admet que c'est la vibration des muscles contractés qui forme les sons.

pour mieux examiner l'influence de la glotte dans la production des sons, il a coupé le sommet des arythénoïdes avec de petits ciseaux, la voix alors a été un peu altérée; elle a cessé lorsque ces cartilages ont été divisés dans leur milieu. Il a présenté le fait et n'en a pas connu la cause : il est néanmoins facile à expliquer. En examinant le larynx séparé de tout ce qui l'entoure, on voit les lames vibrantes se continuer avec le bord antérieur des cartilages arythénoïdes, qui, mince, applati, vibre aussi dans l'état ordinaire. Mais lorsque ces cartilages sont coupés dans leur milieu, la continuité des lames vibrantes est interrompue; dès-lors elles ne sont plus assez résistantes pour vibrer, elles ne présentent plus au choc de l'air que deux fragmens trop facilement mobiles, pour éprouver ces mouvemens rapides qui constituent les vibrations et d'où résulte la production d'un son. Le même effet peut se représenter, chaque fois que l'on divisera en deux parties les lames qui forment l'anche de nos instrumens. En examinant attentivement un larynx et en rapprochant les cartilages arythénoïdes, on voit que les rubans thyro-arythénoïdiens ayant diminué d'un tiers à peu près, par la pression qu'ils exercent l'un contre l'autre, il reste entre eux un espace elliptique, borné par des lames intactes qui pourraient donner encore des sons aigus. Elles sont en effet dans toutes les conditions nécessaires aux vibrations ; mais remarquons qu'elles ne peuvent recevoir le choc de l'air, puisque derrière elles se trouve une ouverture libre, produite par la section des cartilages arythénoïdes ; la colonne d'air chassée par l'expiration, s'échappe donc par cette ouverture, beaucoup plus large que celle existant entre la partie antérieure des lames vibrantes qui n'éprouvent ainsi aucun ébranlement. De cette manière, l'on peut concevoir pourquoi la voix a été altérée, et entièrement détruite chez les chiens, à qui *Bichat* coupait le sommet, puis le milieu des cartilages arythénoïdes.

L'organe de la voix chez l'homme est donc formé par de nombreuses puissances dont l'effet est incalculable. La vie anime ces puissances, la volonté les dirige, l'exercice les perfectionne ; de-là tous ces phénomènes que ne peuvent imiter les instrumens que le génie de l'homme est parvenu à créer.

Expériences.

Cette théorie n'est point un simple jeu de l'imagination, elle est le résultat de quelques expériences faites sur le cadavre. Après avoir séparé les bronches des poumons, j'ai adapté à chacune d'elles une vessie que je remplissais d'air à volonté, pour représenter les cavités pulmonaires. Alors exerçant une forte pression sur ces vessies, je déterminai l'expulsion du fluide qu'elles contenaient, et je tirai ainsi des sons d'un larynx. Cette expérience est connue depuis long-temps, je ne la répétai que pour voir quelle conséquence on pouvait en déduire. J'ai ensuite disséqué le larynx, de manière à découvrir sa partie postérieure que je laissai contiguë au pharynx ; et par des tâtonnemens répétés, je déterminai dans la glotte des changemens que je ne pouvais point apprécier, mais qui me donnaient des sons rauques, aigres, dont la gradation était loin de varier selon les règles de la mélodie. Néanmoins j'ai dû en conclure, comme les auteurs l'avaient fait avant moi, que les causes qui changent les sons, se trouvent placées autour de la glotte.

Il restait à savoir qu'elles étaient ces causes et comment elles agissaient. Pour y parvenir, j'ai fait, à l'exemple de *Bichat*, sur plusieurs chiens, une section transversale entre l'os hyoïde et le cartilage thyroïde, et par des tractions exercées sur l'épiglotte, j'amenai la glotte dans les lèvres de la plaie. Mais les gémissemens de ces animaux, les cris que leur arrachait quelquefois la douleur, et leur succession brusque déterminée par les mouvemens spasmodiques des muscles laryngiens, ne me donnaient aucun résultat positif. Il était facile de voir la glotte se dilater et se resserrer; mais ne pouvant à mon gré déterminer telle ou telle contraction, j'ignorais quels étaient les agens des inflexions vocales. Réfléchissant que les cavités nasales et les sinus maxillaires, ne faisaient qu'augmenter l'intensité du son, en lui donnant ce caractère que l'on nomme timbre, et que pour étudier la production des sons, il était inutile de les forcer à traverser ces cavités, je fis mes essais d'une autre manière. J'enlevai sur un cadavre un larynx avec la trachée et les bronches ; puis j'adaptai mes vessies. Tous les muscles laryngiens étant soigneusement disséqués, je déterminai par des tractions faites dans le sens des fibres, des contractions mécaniques, qui rapprochant ou dilatant à mon gré les lèvres de la glotte, me laissaient étudier l'effet des muscles et les intonations qui en résultaient, parce qu'en même temps je faisais presser sur mes vessies. Alors en rapprochant les cartilages arythénoïdes, on voit très-bien les tubercules de *Santorini* se déjeter en arrière, les bases des premiers cartilage se presser, se redresser, arriver enfin à un contact parfait qui diminue d'un tiers à peu près la longueur des lames vibrantes. C'est en répétant souvent cette expérience et d'autres analogues, en disséquant avec le plus grand soin les muscles du larynx, que j'ai cherché à suivre le mécanisme de la formation de la voix.

Timbre de la Voix.

Les auteurs n'ont pas encore d'opinion bien fixe sur la cause du timbre. M. *Magendie* (*Physiologie*, page 213), dit que « le timbre » de la voix présente des modifications infi- » nies : de quelles circonstances physiques » dépendent-elles ? on l'ignore ; pourtant le » timbre féminin, coïncide assez générale- » ment avec l'état cartilagineux des cartilages » du larynx ; la voix masculine paraît liée » avec l'état osseux de ces mêmes cartilages » et surtout du thyroïde (1). Chaque fois que » le son traversera les fosses nasales, le son » vocal devient désagréable, *nasillard*. Les » personnes qui pensent que les cavités nasales » peuvent augmenter l'intensité du son vocal » par leur résonnement, s'abusent ; ces cavi- » tés ne peuvent produire que l'effet contraire ; » aussi toutes les fois que par une cause quel- » conque le son peut s'y introduire, la voix » devient sourde ou nasonnée. »

(1) Page 223.

L'observation peut servir à établir une opinion différente de celle qu'avance M. *Magendie.* Remarquons en effet qu'à chaque instant la voix parcourt les cavités nasales, rien ne l'empêche d'y arriver; l'ouverture postérieure de ces cavités est toujours libre, le son chassé par l'expiration s'y engage nécessairement; le voile du palais seul pourrait mettre obstacle à son passage à travers cette ouverture, si à chaque expiration il venait s'appliquer contre elle, mais cet effet n'a point lieu; ce n'est qu'à l'instant de la déglutition, ainsi que le démontre M. le professeur *Béclard*, que le *staphylum* devient horizontal pour intercepter la continuité du pharynx. Il est si vrai que la voix ne devient pas nasonnée en traversant les cavités nasales, qu'elle change à peine lorsqu'on chante la bouche fermée; seulement alors le son est plus sourd; mais on en conçoit facilement la raison; tandis que si, l'ouverture antérieure des fosses nasales étant fermée, on force les sons à s'échapper par la bouche, après avoir parcouru ces fosses, alors seulement ils deviennent *nasillards*.

La voix frappe donc librement contre la voûte palatine et les fosses nasales, et de cette percussion résulte, je crois, *le timbre* : ces parties agissent sur les sons comme le corps sonore d'un instrument. Toute anche isolée peut donner des notes différentes, qui sont dures, sèches, et n'acquièrent de la douceur, de l'harmonie, que lorsqu'elle est apposée sur un corps sonore. Une corde tendue, éloignée de tout corps vibratil, peut aussi donner un son, mais il est faible et augmente facilement lorsqu'on la fait vibrer sur une table harmonique. De même, la voix en frappant les parties osseuses dont nous avons parlé, acquiert de l'intensité et de l'harmonie. Les différens cas pathologiques prouvent cette assertion ; un polype dans les fosses nasales, empêchant les sons d'en parcourir les cavités, donne à la voix une altération bien notable ; et si elle est affaiblie par une perforation de la voûte palatine, c'est que dans ce cas la voûte altérée, détruite dans une partie, ne peut plus résonner (1).

(1) M. le Professeur *Richerand* avait déjà dit

M. *Saint-Hilaire* pense que le thyroïde produit le timbre, et il a présenté cette idée avec toutes les grâces de son style et l'entraînement de son talent. Il regarde ce cartilage comme une table d'harmonie (2). Je demande qu'il me soit permis d'émettre à cet égard quelques réflexions.

Il me semble que le thyroïde peut bien vibrer et augmenter l'intensité des sons, mais je doute qu'il forme seul le timbre vocal, puisque ses deux parties mobiles, cédant facilement aux contractions des crico-thyroïdiens, et pouvant ainsi s'éloigner et se rapprocher, changeraient, je crois, à chaque instant ce caractère particulier de la voix. Le timbre doit être produit par les parties qui agissent en dernier résultat sur les sons; or, le thyroïde n'est point dans ce cas. Les différentes altérations de la bouche et des fosses nasales en sont la preuve. Les parties osseuses de ces

---

que la voix devient plus sonore par les inflexions que l'air éprouve dans la bouche et dans les anfractuosités nasales. (V. *Elémens de Physiologie*).

(2) V. *Philosophie anatomique*.

cavités, toujours immobiles, n'éprouvant que des changemens lents à s'établir, donnent au timbre cette durée, à laquelle certaines époques de la vie seules peuvent apporter quelques modifications.

De plus, si le cartilage thyroïde était le corps sonore, la voix chez les enfans n'aurait point de force, puisqu'à cet âge de la vie, ce cartilage mou, sans consistance, ne peut vibrer. Cependant, chaque jour, les cris des enfans prouvent que leur voix est bien intense; elle n'a pas sans doute cette rondeur, cette harmonie qu'elle pourra offrir par la suite; mais l'absence de cet effet ne dépend-elle point de l'état où se trouvent les cavités nasales et la voûte palatine? Il me semble que le caractère et la force de la voix sont liés à la consistance des rubans vocaux et à la résistance qu'ils opposent ainsi au choc de l'air. La nature marque sur tous les traits, dans toutes les parties, le sexe et la constitution d'un individu; chez les enfans, les femmes et les eunuques, les rubans thyro-arythénoïdiens participent à l'état général de la constitution; ils ont moins d'épaisseur, ils sont plus faibles que dans l'homme vigoureux ; delà, sans doute, la différence que leur voix présente et sur laquelle est fondée la distinction de taille, de basse-taille, haute-contre, etc. (1). Il est bien reconnu que la voix des *castrats* est plus aiguë que celle des autres hommes, et l'on explique généralement ce fait en admettant que chez eux le larynx est plus petit. Cette explication peut être satisfaisante pour rendre compte de ce qui arrive chez ceux dont les testicules sont retranchés avant la puberté ; mais pourquoi le même effet se reproduit-il sur ceux qui supportent la castration dans un âge plus avancé ? Le larynx dont les dimensions étaient alors rigoureusement acquises, devient-il plus petit ? On ne voit pas quelle cause pourrait déterminer ce rétrécissement ; il paraît bien plus probable que, l'influence que les

(1) Comme cause première, il faut nécessairement admettre la différence qui existe dans les dimensions de la glotte et dans la capacité du thorax.

parties génitales exerçaient sur toute l'économie, et en particulier sur la voix, n'existant plus, les rubans vocaux diminuent d'épaisseur, perdent de leur consistance, de même que les autres parties ne conservent plus la même énergie; et qu'à ce changement survenu dans les lèvres de la glotte, est due la différence qu'on remarque dans la voix.

Si l'exercice donne quelquefois à la voix une force étonnante (1), c'est sans doute en déterminant dans les rubans *thyro-arythénoïdiens* une nutrition plus active, et par suite une consistance plus grande. Il est un point cependant, où l'exercice trop violent ou trop prolongé amène une *aphonie* plus ou moins complète, c'est lorsque la muqueuse, irritée par le passage trop fréquent de l'air ou par une autre cause, telle qu'une *angine*, etc. s'engorge, acquiert plus de développement, et s'oppose ainsi aux vibrations des lames vocales qu'elle recouvre.

Il paraît donc que la force, l'intensité de

---

(1) Les crieurs publics en offrent par fois des exemples.

la voix, dépendent de la texture des lèvres de la glotte, de la dimension de cette ouverture et de la force des expirations; que le *timbre* tient à la construction des voûtes nasales et palatines, et que l'étendue et la flexibilité du son vocal sont en rapport avec la facilité, l'énergie des contractions musculaires.

Voix flûtée.

Il est dans le chant un caractère particulier, que quelques personnes peuvent produire, et qu'on désigne sous le nom de voix flûtée. M. *Saint-Hilaire* présente à ce sujet des considérations bien intéressantes à connaître (1): il me semble qu'on peut en donner encore une autre explication.

L'épiglotte présente sur sa face inférieure et sur la ligne médiane une crête longitudinale, quelquefois très-saillante, d'autres fois peu apparente, et dont l'étendue mesure pré-

(1) V. *Loco citato.*

cisément le diamètre antéro-postérieur de la glotte. Le ligament supérieur de la glotte, qu'on dit généralement être un simple repli muqueux, renferme des fibres musculaires; je l'ai disséqué souvent, avec soin, et j'y ai trouvé un petit faisceau de fibres horizontales, partant du cartilage thyroïde au-dessus et en dehors du repli inférieur, et se fixant aux arythénoïdes, en dehors et au-dessus de ce même repli. Plusieurs fibres s'attachent à l'épiglotte le long de la partie antérieure de cette crête (1).

Chacun sait que, si, les lèvres étant contractées de manière à produire les sons aigres du sifflet, on présente un corps tranchant devant la petite ouverture qu'elles laissent entre elles, on obtient des sons purs et doux. Il n'est point rare de rencontrer des hommes qui ont le talent d'imiter ainsi la douceur de la flûte. Or, il me semble que

---

(1) Quelques auteurs qui ont aperçu ce petit faisceau musculaire, le regardent comme une portion du muscle thyro-arythénoïdien.

la crête épiglottique, dont la saillie peut s'augmenter par la contraction des fibres charnues qui s'y attachent, produit à l'égard de la glotte le même effet que ce corps tranchant apposé devant les lèvres : elle brise la voix qu'ont formée les vibrations des lames thyro-arythénoïdiennes inférieures, et lui imprime cette modification connue sous le nom de voix *flûtée*.

Du Fausset.

Chanter juste, c'est moduler des notes en rapport harmonique ; si l'oreille ne dirige pas bien dans la combinaison de ces notes, il en résulte un effet désagréable. Entre un ton juste et un ton faux, il n'existe qu'une différence très-légère : une contraction trop forte ou trop faible, ou bien celle d'une portion musculaire qui devrait être inactive, détermine une intonation fausse, c'est-à-dire voisine de celle que prescrivent les règles de la mélodie. L'art du chanteur consiste à se servir de tel muscle, plutôt que de tel autre, et à ne pas le forcer à donner une note encore plus élevée que la dernière produite, parce qu'alors sa contraction est peu sûre, et détermine des sons mal formés. Delà résulte l'avantage du *fausset*, c'est-à-dire, la transition d'action d'un muscle à un autre. Telle inflexion qui sort difficilement sous l'influence d'une contraction donnée s'échappe sans peine et avec douceur, si l'on emploie un autre muscle pour la former. Il n'est personne qui, s'exerçant au chant, n'ait éprouvé qu'après avoir parcouru quelques notes, on arrive à un son aigu qui est loin d'être clair et agréable, si on le produit en forçant la voix ; tandis que si on confie à d'autres fibres le soin de le former, on fera entendre une nouvelle série de notes, dont la gradation aiguë peut encore augmenter.

CONSIDÉRATIONS GÉNÉRALES SUR LA VOIX.

Dans l'état habituel de la vie, et pour peindre cette foule de désirs ou de besoins que les combinaisons sociales seules dirigent, chacun conserve une voix dont l'intonation tient le milieu entre les sons aigus et les sons graves; ce terme moyen semble être un état de repos; mais quand l'ame agitée par les passions dessine sur tous les traits des caractères expressifs, la voix parcourt rapidement les sons aigus ou graves, ou se traîne lentement sur l'une de ces intonations.

Acuité ou gravité, rapidité ou lenteur dans la voix, voilà l'expression des passions; le terme moyen entre ces tons est l'indice de l'indifférence.

Depuis long-temps il est reconnu que la

figure de l'homme est un tableau mobile sur lequel viennent s'exprimer des caractères particuliers, dont la réunion constitue l'expression juste des sentimens passionnés. Si l'œil s'enflamme, la bouche ne saurait rester immobile, et les bras, s'agitant en différens sens, tracent à grands traits les passions qui, au milieu de ces scènes muettes, s'environnent d'une mâle énergie. Le nez et l'oreille tranquillement passifs dans ces momens d'orage ne peuvent rien ajouter au tableau; la voix même peut rester silencieuse, sans que le caractère des passions soit obscur. Mais les effets sont bien augmentés, lorsque, faisant entendre les accens de la douleur ou de la joie, elle vient porter dans les cœurs une impression profonde. Il est cependant des cas où l'absence forcée de la voix, c'est-à-dire l'impossibilité de la produire, donne aux sentimens qui bouleversent le cœur de l'homme une expression toute particulière.

Remarquons que presque tous les caractères qui se réunissent pour peindre les passions, semblent aboutir à influencer la voix.

Ainsi la poitrine, qui précipite ou ralentit ses mouvemens, modifie nécessairement les vibrations vocales. L'épaule qui suit le bras dans toutes ses agitations, donnant attache aux muscles omoplat-hyoïdiens, contribue encore aux mouvemens du larynx. Dans l'indignation, la haine, la fureur, etc., la tête fortement abaissée raccourcit la trachée, et augmente le diamètre du canal musculaire supérieur à la glotte; cette position du cou contribue beaucoup à former les tons graves, où ces passions puisent l'expression de leurs caractères. La joie, la fierté, au contraire, ne se peignent jamais sur un visage sans que la tête élevée ne distende le cou; la trachée ainsi distendue, tirée en haut, se trouve rétrécie, et le tube qui réunit le larynx à la bouche diminue d'étendue. Alors s'échappent des sons plus ou moins aigus, seules inflexions qui conviennent aux sentimens que nous avons désignés. On ne voit pas la tristesse s'exprimer par des sons aigus, et jamais le plaisir et l'amour n'emploient des sons graves. La contraction des lèvres pourrait encore faire deviner la position du cou ; il est rare de voir le sourire sur une bouche inclinée vers le sol, et quand les yeux de la beauté, humides de plaisir, expriment toute l'ivresse du bonheur, son front n'est point courbé vers la poitrine, sa tête est légèrement renversée en arrière, ou voluptueusement inclinée sur une épaule, position qui change encore la configuration des canaux modificateurs de la voix.

DE L'ENGASTRIMISME OU L'ART DU VENTRILOQUE.

Dès la plus haute antiquité, on connut cette modification de la voix, improprement désignée sous le nom d'*Engastrimisme.*

Platon et *Hippocrate* en font mention ; on attribuait alors la cause de ce phénomène à des vents dans l'épiploon.

Galien croyait que les sons se formaient dans la cavité médiastine.

Les théologiens voulurent aussi expliquer le fait, mais, les causes leur paraissant surnaturelles, ils regardèrent les ventriloques comme des saints qu'ils firent honorer, et d'autres fois comme des esprits diaboliques qu'ils firent brûler.

Haller et quelques physiologistes pensaient que le ventriloque parlait en inspirant.

En 1770, un colonel, qui était ventriloque, crut pouvoir expliquer le phénomène, en disant que le son se produisait dans l'intérieur de la bouche; qu'il formait avec la langue une petite cavité contre les joues, et qu'il tenait en réserve dans son gosier une petite quantité d'air qu'il n'expulsait que peu à peu.

En 1811, un jeune docteur prétendit que tout dépendait de l'action du voile du palais; que, dans la voix ordinaire, une partie des sons passe par la bouche et l'autre par le nez, mais ces derniers un peu plus tôt que les premiers; il ajoute que dans la voix proche, on entend les deux sons à la fois, et que, lorsqu'on a assez de force sur le voile du palais, pour qu'il bouche les fosses nasales, de manière à empêcher le son de passer par ces ouvertures, et le forcer à s'échapper par la bouche, alors on ne fait plus entendre qu'un son éloigné.

M. le professeur *Richerand* pense que tout le mécanisme de l'engastrimisme consiste dans une expiration lente, graduée, filée en quelque sorte, soit que pour la ralentir l'artiste use de l'empire qu'exerce la volonté sur les muscles des parois de la poitrine, soit qu'il tienne l'épiglotte légèrement abaissée au moyen de la base de la langue. »

M. *Magendie* s'exprime ainsi, page 235 (1). Il ne faut point croire qu'un ventriloque produise les sons vocaux et articule autrement qu'une autre personne : sa voix se forme à la manière ordinaire, seulement il en modifie à son gré, le volume, le timbre.

M. *Fournier*, dans le *Dictionnaire des Sciences médicales*, dit « que, pour l'engastrimisme, il ne s'agit que d'étouffer la voix lors de sa sortie du larynx, et pendant une expiration longue et soutenue; que la glotte, presque entièrement fermée dans cet instant, refoule l'air vers les poumons, et n'en laisse sortir ensuite qu'une petite quantité, celle qui est précisément nécessaire à la formation de la voix (2).

---

(1) *Précis élémentaire de Physiologie.*

(2) Il ne dit pas si la glotte se ferme par la contraction des thyro-arythénoïdiens, ou par l'abaissement de l'épiglotte; il admet qu'elle ne laisse sortir qu'une petite quantité d'air : on verra que nos deux opinions sont bien différentes.

Un professeur de Strasbourg croit encore que les sons viennent de l'abdomen.

Toutes ces explications, sans doute, sont insuffisantes pour rendre compte du phénomène ; je soumets à l'examen des physiologistes celle que je présente ici.

J'avais d'abord pensé que la voix avait la faculté d'imiter celle qui vient de différentes distances, selon que l'on faisait vibrer un anneau cartilagineux de la trachée, éloigné ou rapproché de la glotte. Les fibres charnues admises par quelques auteurs, *Sabatier* entr'autres, qu'on peut en effet quelquefois trouver, et qui réunissent les deux extrémités de chaque cartilage, me semblaient exister pour opérer un resserrement nécessaire aux vibrations. J'essayai donc à plusieurs reprises sur un cadavre, en insuflant de l'air par les bronches, de faire vibrer un de ces cartilages dont je rapprochai les faces ; mais jamais je ne pus y parvenir. Dès-lors je cherchai une autre cause, et je crois avoir trouvé que, dans l'art des ventriloques, la voix se forme toujours à la glotte, et qu'alors les lames vibrantes, très-éloignées par la contraction des muscles crico-arythénoïdiens postérieurs, donnent des sons graves, dont le caractère particulier simule très-bien leur éloignement.

Mais d'abord, l'épiglotte, outre la faculté qu'elle donne à la voix de produire les chevrotemens et d'enfler les sons sans les élever, comme l'a prouvé M. *Grenier*, a beaucoup d'influence sur la production du phénomène qui nous occupe. Chacun sait que, si dans un instrument quelconque on place à l'ouverture inférieure, au pavillon du cor par exemple, un objet qui en diminue le diamètre, on obtient des sons faibles et sourds. Pourquoi l'épiglotte, s'abaissant graduellement sur la glotte, ne produirait-elle point le même résultat? La volonté la dirige, puisque les muscles arythéno-épiglottique, thyro-épiglottique et glosso-épiglottique (1) prennent in-

---

(1) V. *Table synoptique des Muscles*, par M. le professeur *Chaussier*.

Nota. Si ces muscles ne sont pas assez prononcés pour pouvoir agir volontairement, il est au moins

sertion sur elle; ces muscles sont faibles, peu développés, delà la nécessité de les exercer pour augmenter leur force. L'engastrimisme exige une étude, parce que ce n'est qu'après des essais répétés, qu'on parvient à connaître que tel mouvement dans la glotte et ses dépendances produira telle illusion acoustique. J'ai rencontré plusieurs ventriloques qui ont bien voulu se prêter à mes observations, et j'ai vu, comme on l'a déjà dit, qu'ils font une longue inspiration, et qu'ils déjettent leur langue en arrière, sans doute, pour refouler et abaisser l'épiglotte. En cherchant soi-même à produire le phénomène, on sent distinctement la langue se porter vers le pharynx.

Il me paraît de plus que, lorsque la voix devient engastrimite, la glotte est dans une si grande dilatation que les mêmes expirations qui déterminent la voix et le chant, sont incapables de causer des vibrations. En s'exer-

---

constant que les mouvemens de la langue communiquent à l'épiglotte différens degrés d'abaissement; et dans ce sens la volonté dirige toujours ce fibro-cartilage.

çant à filer des sons graves, on arrive à une note au-delà de laquelle il est impossible de descendre, c'est-à-dire, de produire des sons en rapport harmonique avec les précédens. On sent cependant qu'on peut encore plus dilater la glotte ; mais l'expiration ordinaire n'y détermine qu'un bruit léger, elle ne peut faire éprouver aux lames vocales le nombre de vibrations nécessaires à la formation d'un son. Si alors on change le mode inspiratoire, si, une grande masse d'air étant introduite dans la poitrine, on l'expulse avec force, tout en le retenant par l'abaissement de l'épiglotte, on produira dans la glotte un ébranlement d'où résulte un son particulier. Dans l'état habituel, les rubans vocaux, fortement inclinés, ne vibrent que par un simple bord arrondi ; mais lorsque redressés, ils n'interrompent plus autant le canal aërien, ils présentent au choc de l'air une large surface : tout le bord antérieur des cartilages arythénoïdes, et même la portion de glotte située immédiatement au-dessous des rubans vocaux, se trouvant fortement distendue, peuvent vibrer sous le choc d'une grande masse d'air. Alors se font entendre les sons propres aux ventriloques; ils se forment au même endroit que les autres, mais leur nature, leur timbre sont changés. Les divers degrés d'amplitude de la glotte et d'abaissement de l'épiglotte servent à simuler les différentes distances. Quand la voix habituelle revient, c'est que la glotte a ce resserrement tel que les lames peuvent vibrer sous l'influence des expirations ordinaires. La nécessité d'inspirer une grande quantité d'air, celle de le retenir pour en pousser une colonne capable d'ébranler les lames thyro-arythénoïdiennes largement écartées, et les contractions musculaires indispensables à l'abaissement de l'épiglotte, expliquent la grande inspiration et tous les efforts que font les gens qui se livrent à cet exercice pénible. L'épiglotte abaissée laisse lentement échapper l'air, les puissances musculaires le retiennent; delà sans doute la fréquente déglutition de ce fluide, et la sensation épigastrique qu'on éprouve quelquefois par l'impression des vents qui, circulant péniblement dans le canal intestinal, ont fait croire à l'existence d'un écho abdominal. Ce n'est qu'un accident dans la production du phénomène.

Pour chercher à obtenir l'engastrimisme du larynx d'un cadavre, j'exerçais une traction sur les muscles crico-arythénoïdiens postérieurs afin d'élargir la glotte, et l'air que je chassais dans la trachée, par le moyen de vessies adaptées aux bronches, me donnait des sons graves d'un caractère particulier, que je faisais varier par les différens mouvemens de l'épiglotte. Il y a loin sans doute de ces sons à ceux que produit le ventriloque; mais il y a loin d'une force aveugle dirigeant les vibrations de lames inertes, à l'intelligence qui calcule tout rapidement, et ne met en mouvement que des puissances actives. On ne produit que du bruit ou seulement un petit nombre d'intonations, mais non pas toutes les inflexions vocales, lorsque, soufflant de l'air dans la trachée d'un cadavre, on cherche avec les doigts à resserrer graduellement les lames vibrantes. De même, la glotte étant largement ouverte et l'épiglotte plus ou moins abaissée, on ne produit pas l'engastrimisme, mais des sons qui en deviennent probablement la cause.

On peut dire avec raison que l'engastrimisme produit, pour l'oreille, une illusion semblable à celle que la peinture fait éprouver à l'œil. Pour représenter un lointain, le peintre change, nuance, adoucit son coloris; pour imiter des sons éloignés, le ventriloque modifie sa voix, et lui donne un timbre particulier.

DE NOS INSTRUMENS
COMPARÉS AU LARYNX.

De tous les instrumens qu'a créés le génie de l'homme, aucun n'a la douceur et le charme de la voix. Si l'on eût pris pour modèle de leur construction la structure du larynx, on aurait certainement ajouté à leur agrément. C'est en étudiant bien les différentes parties du globe de l'œil, c'est en imitant leurs effets, que les physiciens sont parvenus à donner à leurs lunettes un si haut degré de perfection. La nature a tout fait avant l'homme; aussi ce n'est qu'en observant ses phénomènes, que nous pourrons parvenir à imiter leurs résultats. La mécanique, l'optique et l'acoustique trouveront long-temps des modèles dans l'organisation de l'homme. Bien des causes, que je n'examinerai pas ici, assurent à l'instrument vocal une supériorité marquée sur tous les autres; je rechercherai seulement ce qui pourrait contribuer à leur perfection.

Les anches de tous nos instrumens à vent sont composées d'une ou de deux lames qui, solidement fixées, laissent entre elles un intervalle, dont l'étendue peu variable diminue sous la pression des lèvres, mais que rien ne peut augmenter. Les rubans vocaux au contraire, dirigés par de nombreuses puissances musculaires, non-seulement se resserrent fortement, mais encore s'éloignent graduellement à une grande distance (1). Or, il est reconnu que les différentes dimensions d'une anche exercent une influence marquée sur les différences des intonations. Donc la glotte, susceptible d'éprouver une grande amplitude et un grand resserrement, parcourant de plus tous les degrés intermédiaires, doit nécessairement produire des effets plus étendus, plus variés, en un mot, supérieurs à ceux que nous obtenons avec nos anches. Il ne serait

(1) Cette distance n'est grande que comparée à celle que peuvent parcourir les lames des autres anches.

pas sans utilité, je crois, de chercher à en construire une semblable à celle que nous présente le larynx. D'abord il conviendrait peut-être de mettre les lames vibrantes, par rapport à la colonne d'air, dans la même position que celles du larynx : pour cela, il faudrait renverser l'anche de nos instrumens, placer en haut la base du cône qu'elle représente, et le sommet en bas. Les lames vibrantes, dont les extrémités antérieures seraient rapprochées et fixées sur un point du corps sonore, auraient leurs extrémités postérieures très-mobiles ; elles devraient être courbées de telle sorte que, lorsqu'elles seraient éloignées autant que possible, leur concavité fût tournée l'une vers l'autre, et qu'elles laissassent entre elles un espace qui représentât un triangle sphérique; elles seraient embrassées par deux ressorts, qui, pressés par un mécanisme quelconque, éprouveraient différens degrés de resserrement. La pression cessant, l'acier élastique s'éloignerait et avec lui les lames vibrantes, qui placées horizontalement, et triangulaires sur leur longueur, auraient leurs bases fixées à ces ressorts. On tâcherait de donner à ces lames la consistance des rubans thyro-arythénoïdiens, c'est-à-dire, une texture élastique, afin que, lorsqu'elles seraient rapprochées, leurs extrémités postérieures, cédant à leur pression réciproque, pussent se redresser et s'appliquer exactement l'une contre l'autre, de sorte que leur partie antérieure seule donnât des vibrations. Alors la longueur des lames vibrantes serait diminuée par un mécanisme analogue à celui que la nature emploie pour raccourcir les lèvres de la glotte. Les nombreuses différences que les dimensions de l'anche pourraient éprouver, serviraient à donner aux tons un grand nombre de changemens, et les gammes pourraient, comme à l'ordinaire, être formées par les mouvemens des doigts sur les trous du corps de l'instrument.

Ne pourrait-on pas donner encore à nos instrumens la faculté d'imiter des sons lointains ? Dans l'état actuel, le musicien, pour arriver à cet effet, joue *piano*, et se sert de la faiblesse des sons pour imiter leur éloignement ; mais l'illusion est difficilement parfaite. On parviendrait peut-être à la produire en agissant sur l'anche et la colonne d'air, comme le larynx dans l'*engastrimisme*. Ainsi, les lèvres de l'anche étant modifiées de la manière indiquée, on établirait entre elles le degré d'intervalle nécessaire pour changer le caractère des sons, et produire le phénomène *engastrimite*, degré qu'indiquerait l'expérience. De plus, une lame épiglottique placée sous l'anche servirait à retenir la colonne d'air, et à donner différentes dimensions à l'ouverture par où doit s'échapper le son, qui, libre ou étouffé, deviendrait clair ou sourd à volonté. Cette épiglotte serait dirigée par quelque puissance que les doigts feraient agir; elle aurait alors un double but, celui de permettre aux sons de s'enfler sans s'élever, et sans doute aussi l'avantage de contribuer à donner à nos instrumens la faculté de produire ces illusions acoustiques que nous admirons dans la voix.

Il resterait encore bien des observations à faire sur le corps de nos instrumens à vent. Les trous qui servent à former les notes ne peuvent faire passer les sons par des gradations insensibles. On sait que, lorsqu'on joue en *ut*, il y a du *mi* au *fa* un demi-ton ; mais ce demi-ton renferme plusieurs intonations qui ne sont pas rendues ; il n'y a pas continuité dans la gradation des notes produites ; ces notes varient bien harmoniquement, mais par des transitions brusques. Le violon, le violoncelle, etc., sont exempts de ce défaut, parce que les doigts peuvent parcourir tous les points de la corde. Les sons dans ces instrumens sont produits par deux puissances actives : les doigts s'agitent sur des cordes élastiques, et la main dirige un archet flexible. Cette souplesse des cordes et de l'archet, mise en jeu par une oreille savante, produit habilement l'expression des passions. Dans les instrumens à vent au contraire, les doigts ne peuvent ainsi modifier un tube résistant, percé de trous entre lesquels il en faudrait encore beaucoup d'autres pour donner aux sons toutes les inflexions possibles.

Tout l'instrument vocal est tapissé par une membrane muqueuse, qui sert sans doute à adoucir les frottemens de l'air contre les parois des canaux, et n'est peut-être pas sans influence sur la douceur de la voix. Dans nos instrumens, au contraire, l'air frappe directement contre des tubes durs, résistans; cependant il arrive un instant où il se forme un corps intermédiaire entre eux et ce fluide, c'est lorsque la vapeur exhalée des poumons se condense sur ces tubes; alors les notes acquièrent plus de rondeur et un timbre plus doux. Personne n'ignore qu'une flûte sèche rend des sons difficiles, désagréables. Il me semble donc que, si l'on tapissait l'intérieur de nos instrumens d'une substance qui imitât le velouté d'une membrane muqueuse, on obtiendrait d'heureux résultats.

Je n'ai pas ici pour but de fixer, d'une manière précise, les moyens convenables pour modifier nos instrumens; je n'ai voulu qu'établir des points de comparaison entre eux et le larynx, et appeler sur cet objet l'attention des physiciens.

DE LA FIÈVRE.

Il n'est pas de phénomène en physiologie ni en pathologie, qui ait plus exercé l'attention des praticiens, que l'ensemble des symptômes désigné sous le nom de *fièvre*. S'il importait de retracer ici toutes les opinions émises pour expliquer sa nature et ses causes (1), il suffirait de feuilleter un grand nombre de volumes et d'entasser les citations, chacun peut faire ce travail. Mais au milieu de toutes ces explications diverses et souvent contradictoires, l'essence de la fièvre resterait toujours obscure ; et dans l'instant où une grande question divise les médecins, il est sans doute nécessaire que chaque praticien présente pour la résoudre des faits ou des raisonnemens fondés.

(1) Voyez *Sydenham*, *Boërhaave*, *Huxham*, *Selle*, etc., etc.

Existe-t-il des fièvres essentielles ? Personne n'ignore que M. *Broussais* soutient, dans ses cours et dans ses ouvrages, que l'essentialité des fièvres n'est qu'une idée chimérique, que toute fièvre n'est que symptomatique. Cette opinion compte de nombreux partisans et de nombreux adversaires; je suis loin de prétendre prononcer sur telle ou telle manière de voir, je cherche simplement de quel côté est la vérité. On peut y arriver par des chemins différens: c'est, en m'efforçant de connaître ce qui se passe dans l'intermittence et la remittence des fièvres, que j'essaierai d'y parvenir.

M. le professeur *Dupuytren*, chirurgien en chef de l'Hôtel-Dieu de Paris, a plus d'une fois, dans ses leçons cliniques, considéré, comme M. *Broussais*, l'existence des fièvres essentielles. Il regarde tout frisson comme signe certain d'inflammation quelconque, et chaque fois qu'il y a fièvre, langue sèche, etc., il prescrit un traitement anti-phlogistique. Un grand nombre de faits l'ont déterminé à émettre cette opinion que d'autres savans ont aussi adoptée. Il est donc permis d'admettre avec eux que toute fièvre provient d'irritation; et partant de ce principe, voyons comment nous pourrons concevoir les frissons, la chaleur et surtout les retours périodiques des fièvres.

Une partie souffrant par une altération quelconque, « l'impression est transmise au » cœur par l'arbre nerveux, dont quelques » branches font partie de l'organe affecté (1). » L'on sait en effet que le nerf *tri-splanchnique* accompagne de ses rameaux les plus petites divisions des artères, qu'il préside ainsi à leur vitalité, et qu'il rassemble autour du cœur et dans sa texture un très-grand nombre de filets nerveux, dont l'entrelacement forme ce que l'on nomme les *plexus cardiaques*. De cette impression transmise au cœur, résultent les frissons : c'est le premier degré de la fièvre, c'est la conséquence d'un état spasmodique du cœur. Tout muscle

Des frissons dans les fièvres.

(1) Broussais. *Examen de la Doctrine médicale*, etc.

fortement irrité se roidit, se resserre ; de même le cœur, tourmenté par une impression irritante, diminue ses contractions, et resserre ses cavités ; il ne s'agite que par de faibles mouvemens, et ne communique alors au sang qu'une légère impulsion. Néanmoins le sang veineux s'accumule vers les organes intérieurs, et, le sang artériel ne pouvant arriver jusqu'aux petites divisions qu'il parcourt ordinairement, le froid, la pâleur et les frissons arrivent bientôt. Peut-être encore tout le système artériel participe-t-il à l'irritation que l'état morbide d'un organe fait éprouver à quelques-unes de ses branches, et se trouve-t-il aussi dans un état spasmodique qui resserre sa capacité. Toutes les parties éloignées du centre de la circulation sont donc privées de sang artériel, elles ne contiennent presque plus que du sang veineux dont les canaux n'ont point ressenti d'impresion irritante, puisqu'ils ne sont accompagnés par aucune division du nerf *grand-sympathique*. Ainsi, il n'est pas étonnant que ces parties, privées du *stimulus* nécessaire à leur vitalité, éprouvent des mouvemens et des sensations contraires à celles qu'elles ont dans l'état ordinaire.

Cet état spasmodique du cœur ne peut toujours subsister ; l'impression qu'il ressent, et qui a déterminé le spasme, devient moins forte, par cela même qu'elle existe depuis quelque temps. Alors au resserrement du cœur, succèdent des mouvemens rapides, énergiques ; alors paraissent l'agitation du pouls, la chaleur, la sueur, enfin tous les symptômes qui forment le second degré de la fièvre. Ils persistent tant que le cœur reste sous l'influence de l'irritation ; cette irritation est moins vivement sentie, mais elle existe encore ; une simple diminution dans la sympathie qu'elle exerce sur le cœur, a produit tout ce changement.

De la chaleur.

Cessation de la fièvre.

Enfin il arrive un instant où la fièvre cesse, c'est-à-dire, que le cœur devient calme. Tout muscle dont les contractions se sont rapidement succédées éprouve un sentiment de lassitude, et a besoin de recouvrer dans le repos l'énergie qu'il a perdue. Chaque jour l'expérience prouve qu'un membre long-temps exercé se fatigue, et que ses mouvemens deviennent pénibles et difficiles : le membre est soumis à l'empire de la volonté; aussi, avec quelques efforts, on peut vaincre cette lassitude et faire exécuter encore quelques mouvemens ; mais la douleur qui résulte de ces efforts semble destinée à prévenir que le repos est devenu nécessaire. De même le cœur, lassé par la violente agitation qu'il a manifestée, ne peut toujours obéir à l'impression de l'irritation qui l'a tourmenté ; ses contractions répétées ont affaibli ses forces, dès-lors son repos est inévitable. Il n'interrompt pas entièrement ses mouvemens, parce que *la vie coule avec le sang*, et que la mort surviendrait bientôt, s'il cessait de porter sur les organes le stimulus qui leur est nécessaire ; mais la pesanteur, la faiblesse qu'on éprouve après de violens accès de fièvre, indiquent assez que l'énergie du cœur est diminuée.

Ainsi donc, l'état fébrile admis comme le résultat d'une irritation, on peut concevoir, je crois, par l'explication que j'ai présentée, les frissons et la chaleur qui leur succède :

cherchons encore si nous pourrons découvrir quelles lois, quelles causes déterminent les retours périodiques des fièvres.

Retuor périodique des fièvres.

Le cœur, avons-nous dit, après son état de spasme et après de fortes contractions souvent répétées, arrive nécessairement à un état de calme. Cependant l'irritation persiste ; mais le cœur dont la vitalité est diminuée, n'en reçoit plus d'impression, ou se trouve dans l'impossibilité d'y répondre et de réagir. Le repos le ramène dans son premier état ; alors il peut ressentir l'influence de l'agent irritant, et bientôt surviennent de nouveaux frissons, remplacés plus tard par la chaleur. Un temps déterminé suffit pour réparer les forces du cœur, un temps déterminé accumule sur lui assez d'impression pour troubler ses mouvemens et ramener la fièvre ; delà ces accès uniformes qui étonnent par leur constante périodicité, mais qui ne sont, comme tous les autres phénomènes physiologiques, qu'un résultat des lois de notre organisation.

Lorsque les accès se rapprochent, c'est que l'affection de la partie faisant des progrès augmente l'irritation ; cette irritation plus vive détermine plutôt ces mouvemens brusques du cœur, qui portent le nom d'accès de fièvre, et qui entraînent avec eux tous les autres phénomènes de l'état fébrile. Ici l'explication physiologique est bien d'accord avec la pratique ; quand la fièvre devient *subintrante*, comme on le dit, le praticien peut ordinairement prévoir que sa fin n'est pas éloignée. En effet, puisque l'irritation est augmentée, puisqu'elle est plus vive, elle ne peut subsister long-temps dans le même état, et elle produira presque toujours un changement quelconque. Cependant il est possible que le cœur devienne plus sensible à proportion qu'il est plus souvent excité, sans que la maladie approche de sa terminaison.

Pour concevoir la rémittence des fièvres, il suffit de se rappeler que le cœur, après des contractions répétées, se trouve dans un besoin de repos devenu inévitable, et que cet intervalle de repos constitue précisément ce que l'on nomme *rémittence*.

Avant d'aller plus loin, je dois prévenir

une objection qui se présente : c'est qu'en raison de cet axiôme physiologique, *l'habitude émousse le sentiment*, l'irritation qui a déterminé la fièvre, subsistant pendant un certain temps, semble devoir produire une impression dont la durée devient cause nécessaire de son affaiblissement et même d'une cessation entière. Au premier abord cette réflexion paraît embarrassante ; mais remarquons que cette influence de l'habitude n'est applicable qu'aux sensations que perçoit le cerveau, lui seul les compare, les juge ; et si, relativement à ces sensations, il ne forme plus aucune idée de plaisir ou de peine, c'est que, habitué à leur impression, il les trouve toujours uniformes (1). Mais le cœur ne peut comme l'ame analyser les impressions qui arrivent jusqu'à lui, il ne peut les trouver uniformes, puisque cette uniformité suppose un sentiment de comparaison, et dès-lors une

(1) *V.* Bichat, (*de l'Habitude dans les deux vies.*) *Recherches physiologiques sur la vie et la mort.* Richerand, *Élemens de Physiologie.*

impression long-temps continuée, pour lui est toujours nouvelle (1), pour lui *l'habitude n'émousse point le sentiment* ; et si l'imagination des poëtes ne s'était pas égarée en regardant le cœur comme le siége de l'amour, la constance ne serait point une vertu si rare et en même-temps si difficile.

Mais s'il est des fièvres intermittentes, il en est aussi de continues, et celles-ci ne renversent point notre explication. C'est ainsi que la fièvre quotidienne peut survenir chez les individus forts, pléthoriques ; leur cœur est plus actif, il sent vivement l'impression qu'il reçoit d'une partie souffrante, les accès peuvent durer long-temps parce que ses forces ne s'épuisent que lentement, et ils reviennent promptement parce qu'il recouvre aussi promptement son énergie. La fièvre lente peut être regardée comme le résultat d'une irritation prolongée, existant chez des individus affaiblis, celle, par exemple, qu'entretiennent une phthisie, une grande suppuration, etc. Le cœur ne recevant qu'une

(1) Qui sait d'ailleurs si l'impression ne varie pas avec les progrès de l'affection ?

impression faible réagit faiblement; ses contractions s'éloignent peu de ce qu'elles sont dans l'état de santé, et il en résulte qu'elles peuvent long-temps être en jeu, parce qu'elles n'entraînent pas cette lassitude et cette nécessité du repos que produit une violente agitation. Il est encore des cas où le cœur est tourmenté par de fortes contractions, où la fièvre est intense, comme dans les fièvres intermittentes pernicieuses; mais elle ne peut long-temps subsister, et si l'on ne parvient à la calmer, on sait avec quelle promptitude la mort survient; soit que le cœur, si vivement agité, ait épuisé ses forces et ne puisse plus agir; soit que cette activité de la circulation, ait amené quelques désordres dans l'appareil cérébral.

Mode d'action des fébrifuges.

Remarquons que toutes les substances qu'on a décorées du titre de fébrifuges sont des substances excitantes; elles me semblent n'agir qu'en troublant la sensibilité du cœur; on les donne dans l'intermittence, pour empêcher le cœur de répondre au stimulus qui produit la fièvre, pour épuiser en quelque sorte sa sensibilité. Les principes du quinquina font en effet sur cet organe une impression stimulante; ils prolongent l'irritation dans l'instant où sa contractilité, affaiblie par une violente agitation, nécessitait un intervalle de repos ; ils l'empêchent de recouvrer ses forces et de se trouver en état de répondre au stimulus de l'irritation principale (1). C'est ainsi qu'avec ces substances l'on peut guérir la fièvre, mais tout n'est pas terminé, et l'état de langueur que conserve quelquefois le malade, atteste assez que quelque organe est encore souffrant.

Il est cependant des cas bien avérés où le

---

(1) On pourrait objecter que la stimulation produite par le quinquina, se joignant à celle qui déterminait l'état fébrile, devrait promptement ramener la fièvre. Cet effet arrive lorsqu'on administre l'écorce du Pérou au moment de l'accès, et chaque praticien sait combien la fièvre est alors plus violente ; le cœur dans cet instant jouit de toute son énergie et le quinquina l'augmente encore. Mais après l'accès, les circonstances ne sont plus les mêmes, les forces du cœur sont lassées, dès-lors il ne peut plus réagir sous l'influence de l'excitation du quinquina.

quinquina guérit, d'une manière complète, des fièvres souvent rebelles à tout autre médicament. Pour rendre compte de ce qui se passe alors, je ne peux mieux faire que de transcrire ici l'opinion que M. *Barbier*, médecin ordinaire de l'Hôtel-Dieu d'Amiens, vient de consigner dans un ouvrage justement estimé (1). « On pourrait trouver la raison de cette efficacité curative dans l'influence fortement tonique de cette substance, et présenter la corroboration de tous les appareils organiques, la somme de vigueur que reçoit l'économie animale au moment où l'on attend la fièvre, comme la cause qui s'oppose à sa naissance. L'observation bien constatée que le quinquina n'est fébrifuge que quand on en prend une grande quantité, que quand il est en pleine action sur le malade, à l'époque où l'accès fébrile doit se développer, donne à cette explication un degré de probabilité qu'un grand nombre de phénomènes physiologiques

---

(1) *Traité élémentaire de matière médicale*, tome 1.er. page 268.

envieraient. Mais la pharmacologie peut ajourner cette question, jusqu'au moment où la pathologie aura découvert la source de la périodicité de ces fièvres. »

Les impressions morales et physiques auxquelles l'homme est quelquefois soumis peuvent encore servir à éclairer le mécanisme de la fièvre. Dans un bain froid, on éprouve de la pâleur, des frissons; les vaisseaux sanguins extérieurs diminuent de capacité, le sang fuit vers l'intérieur, le cœur participe au spasme général; delà viennent les frissons, comme dans le premier degré de la fièvre; la réaction qui leur succède, et qui détermine la chaleur, forme le second degré. Ici la cause est évidente, les effets sont de courte durée, parce que l'impression de l'eau est passagère; mais ils sont les mêmes que dans les autres fièvres (1).

(1) L'impression de l'eau froide sur les muscles, est peut-être encore une cause qui détermine les tremblemens; mais elle n'est qu'accessoire. Les lèvres sont agitées aussi par des mouvemens convulsifs, et cependant elles n'ont point été en contact avec l'eau froide.

Dans la colère on sent le cœur battre vivement; ce n'est pas lui qui le premier a ressenti l'influence de la cause qui a déterminé cette passion; le cerveau a été excité primitivement, il réagit sur le cœur dont il accélère ainsi les battemens, soit que la nature ait établi cette liaison pour faciliter l'énergie musculaire et les autres effets de la colère, soit qu'étendant l'irritation perçue par le cerveau, elle l'affaiblisse et parvienne ainsi à la faire cesser. Et si dans un violent accès de colère ou de joie, on meurt tout-à-coup, c'est sans doute en raison du désordre survenu dans l'inervation et du violent spasme qui, resserrant le cœur, l'empêche de lancer dans toutes les parties le fluide nécessaire à leur vitalité.

On frissonne de frayeur, lorsque l'âme vivement émue détermine sur le cœur une impression qui suspend ses contractions régulières; et quand la frayeur diminue, le cœur devenu plus libre, mais encore excité par l'émotion que perçoit le cerveau, accélère ses contractions; alors *le cœur bat*, comme on le dit communément, et la sueur peut survenir. Je sais bien que tous les muscles sont convulsés, parce que l'inervation est troublée, mais le cœur participe à cet effet général puisque le pouls est petit, serré et qu'ensuite il devient fort et développé. On peut en quelque sorte mesurer le degré de frayeur sur les effets qu'elle détermine ; c'est ainsi qu'on frissonne quand elle est vive, qu'elle détermine simplement l'agitation du pouls lorsqu'elle est légère. Il en est de même dans les fièvres : le frisson indique un violent spasme du cœur, et par suite une vive irritation existant dans quelque partie ; la chaleur qui succède est l'indice d'une diminution dans l'irritabilité du cœur ou dans l'influence de l'agent irritant.

Il est bien d'autres circonstances qui déterminent les phénomènes fébriles, je me suis attaché seulement aux plus saillantes ; il me semble qu'elles peuvent servir à établir que ces phénomènes sont le résultat d'une irritation transmise au cœur. Cet état fébrile ne dure qu'un instant ; il n'emporte pas avec lui l'idée de maladie, parce qu'on prévoit qu'il n'y aura pas d'autres accès ; mais la nature de la cause qui le produit, la manière dont elle agit, sont les mêmes que celles de toutes les autres fièvres. L'irritation est la cause ; et qu'elle soit morale, qu'elle soit physique, les effets sont semblables.

Pour nous résumer, disons donc que, dans les affections morales et dans quelques impressions physiques, telles qu'un bain froid, une course rapide, la colère, etc., la cause de cette fièvre passagère est évidente, et que, comme conséquence nécessaire, toutes les fois qu'il y aura fièvre, on peut la regarder comme un effet secondaire (1).

De plus, si les explications que j'ai présentées, dévoilent le mécanisme de la fièvre, on peut admettre que le groupe de phénomènes qui forment l'état fébrile est le produit constant d'une irritation, et dès-lors que

---

(1) Il est en effet contraire aux lois d'une saine logique, d'admettre qu'un phénomène observé est quelquefois produit par des causes bien évidentes, et que d'autres fois il peut exister sans cause, ou primitivement.

toute fièvre ne peut exister primitivement ; par elle-même, être, en un mot, essentielle.

Ces considérations sur la fièvre sont loin d'être à l'abri des objections, je ne me le dissimule point, aussi je ne les présente qu'avec défiance. Il est d'ailleurs bien difficile, en pareille matière, de donner au premier abord des explications qui puissent résoudre toutes les difficultés.

APPAREIL POUR RÉDUIRE LA FRACTURE

DU CONDYLE DE L'OS MAXILLAIRE INFÉRIEUR. *

Le plus grand nombre des auteurs s'accordent à dire qu'il est extrêmement difficile de maintenir les fragmens osseux exactement en rapport, et que toujours la consolidation est suivie de difformité. L'insuffisance des moyens opposés au déplacement est sans doute seule cause de la difficulté qu'on éprouve à l'éviter.

L'indication consiste à repousser en avant le fragment inférieur, parce que le supérieur, entraîné par la contraction du muscle ptérigoïdien externe, s'enfonce dans les parties molles, et n'offre pas assez de prise aux puissances, à l'action desquelles on pourrait le soumettre. On place ordinairement des compresses graduées dans l'espace parotidien, et

* *Voyez la Planche.*

sur elles on applique le bandage nommé *chevestre*. Mais on est loin d'atteindre le but qu'on se propose : la plus grande pression est exercée sur la glande parotide, elle est douloureuse et inutile. L'angle de la mâchoire est difficilement repoussé en avant par les compresses graduées qui agissent obliquement sur lui, en prenant leur point d'appui sur le muscle sterno-mastoïdien, appui trop faible et trop mobile. M. le docteur *Léveillé* a pensé que des morceaux de liége, placés entre les dernières dents molaires, forçant la mâchoire à s'abaisser, porteraient en avant le fragment inférieur. L'expérience a prouvé que ce procédé était insuffisant.

L'appareil que je propose aurait peut-être plus de succès ; analogue au tourniquet de *J.-L. Petit*, il se compose de deux plaques métalliques, rectangulaires, réunies par deux vis, qui traversent, chacune, un écrou taraudé dans la plaque supérieure. A cette dernière plaque sont fixés deux ressorts qui, se recourbant en s'éloignant, doivent avoir une longueur telle, que leurs extrémités libres puissent embrasser les branches maxillaires (1). La plaque inférieure est nécessairement garnie dans toute son étendue d'un coussinet concave.

Pour le faire agir, on placerait ce coussinet sur la lèvre supérieure, et en tournant les vis, on déterminerait une pression sur le maxillaire supérieur qui, ne cédant point, forcerait la plaque supérieure à s'éloigner et avec elle les deux ressorts; ainsi se trouverait exercée, sur les bords parotidiens, une traction qu'on pourrait augmenter ou diminuer d'une manière graduelle. Si l'élasticité des ressorts ne suffisait pas pour les fixer dans l'espace parotidien, de manière à ce que leurs extrémités recourbées puissent bien saisir les branches maxillaires, deux petits crochets partant de la plaque inférieure, et placés dans des anneaux rangés les uns au-dessous des autres sur les ressorts, serviraient à leur donner divers degrés de rapprochement.

---

(1) Les extrémités libres de ces ressorts devront être garnies de petits coussins, pour diminuer la douleur causée par leur pression.

Cet appareil convenable peut-être, si jamais les deux condyles étaient fracturés, cesserait de l'être, lorsque la fracture n'existerait que d'un seul côté. Alors, pour le faire agir avec succès, il suffirait d'enlever un des ressorts. La résistance opposée à l'extrémité de celui qui resterait, agissant latéralement sur la plaque supérieure, pourrait tendre à la faire incliner sur la vis la plus voisine; mais l'autre vis, fixée perpendiculairement, suffirait pour résister à cette obliquité.

Je n'indique point la manière de maintenir en place cet appareil, parce que je pense que tout chirurgien en trouvera facilement une. D'ailleurs il me semble que la pression exercée en sens contraire sur le maxillaire supérieur et sur les bords parotidiens serait capable de le fixer; dans tous les cas, deux petits corps arrondis partant des ressorts, et introduits dans des boutonnières pratiquées aux jets du bandage, pourraient sans doute y contribuer.

FIN.

EXPLICATION DE LA PLANCHE.

A. A.' *Plaque supérieure traversée par les deux Vis* B. B.'

C. C.' *Plaque inférieure, légèrement concave.*

D. D.' *Coussin fixé à cette Plaque et qui doit être placé sur la lèvre supérieure.*

L. F.' L. F.' *Tiges élastiques fixées à la Plaque supérieure, et dont les extrémités libres, garnies de coussinets, sont contournées de manière à saisir les bords parotidiens des branches maxillaires.*

H. H.' G. G.' *Anneaux attachés aux Tiges.*

E. E.' *Crochets destinés à fixer les Tiges élastiques dans le degré de rapprochement nécessaire.*

J. J.' *Corps arrondis qui peuvent être introduits dans des boutonnières pratiquées aux jets du bandage, pour maintenir l'Appareil en place.*

Nota. La Planche n'ayant pu être faite sous les yeux de l'Auteur, le Dessin qu'il avait donné n'a pas été suivi exactement. La Plaque inférieure *D. D.'* est représentée plus d'une fois trop large; sa dimension transversale devrait même être plus petite que celle de la Plaque supérieure.

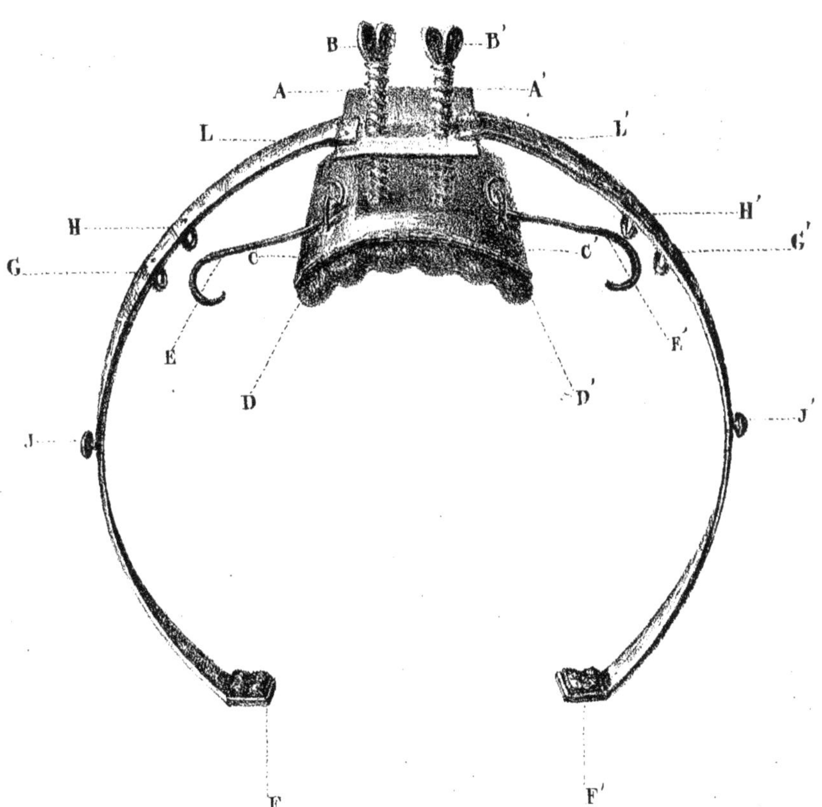

Lith. de h. Brunet à Lyon.

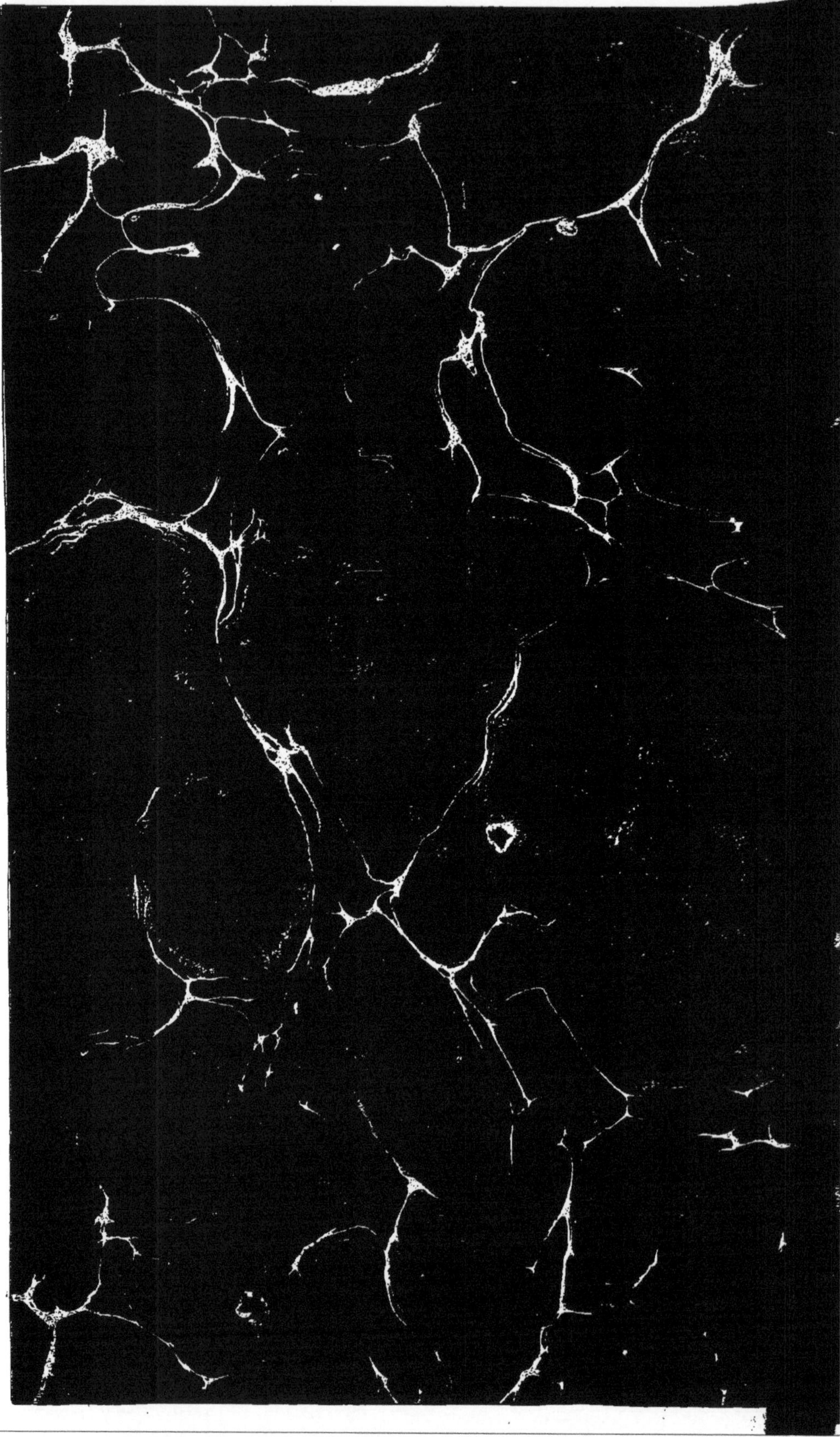

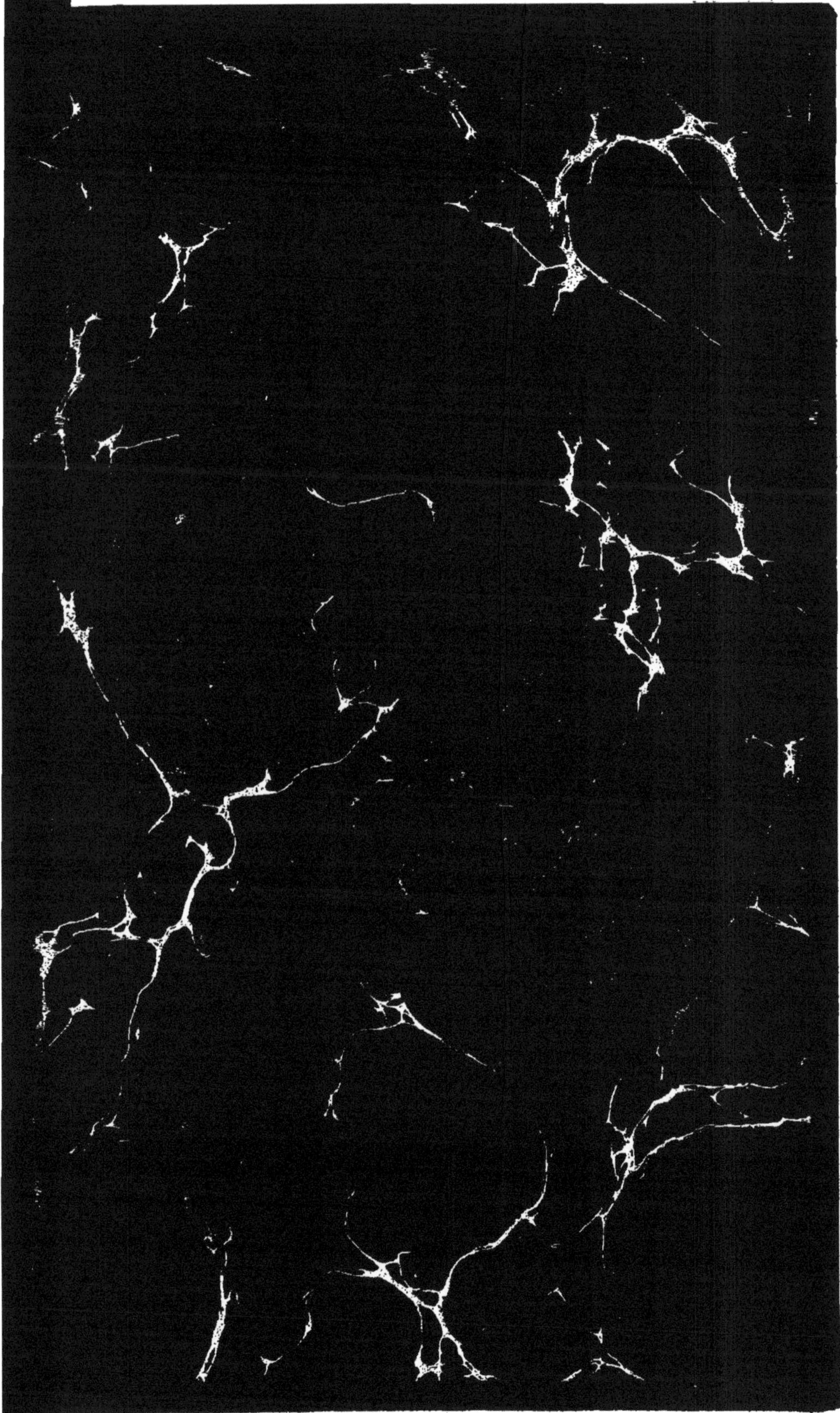

BIBLIOTHEQUE NATIONALE DE FRANCE
3 7531 00962733 3